Docteur G. JEANNENEY

CHIRURGIEN DES HÔPITAUX

L'HYPERTENSION
EN CHIRURGIE

BORDEAUX
IMPRIMERIE MODERNE
3, Rue Paul-Bert,
1923

L'HYPERTENSION EN CHIRURGIE [1]

Par le Dr G. JEANNENEY

Chirurgien des Hôpitaux de Bordeaux

Sans doute, l'intérêt du syndrome hypertension est-il avant tout d'ordre médical et de nombreux travaux contemporains montrent combien cette question préoccupe aujourd'hui les esprits [2], mais il est manifeste que son étude est loin d'être inutile au chirurgien.

Il y a hypertension chaque fois que les valeurs de la pression artérielle sont supérieures à la normale. La courbe oscillométrique, comme le montre la figure ci-contre, permet la détermination simple et complète de ses divers éléments.

La *Minima Mn*, pression diastolique, représentant la force constante qui s'exerce sur les sigmoïdes aortiques, somme des résistances que le cœur doit vaincre pour lancer l'ondée sanguine, oscille autour de 6 cm. Hg.

La *Maxima Mx*, pression systolique, mesure la puissance avec laquelle le myocarde surmonte rythmiquement la résistance Mn et la dépasse pour assurer l'écoulement du sang dans l'arbre artériel. Cette valeur oscille entre 13 et 17 cm. Hg.

La *Pression efficace Pe*, telle que l'a définie Pachon qui vient d'en introduire la notion dans les données

---

[1] Société de médecine et de chirurgie de Bordeaux, séance du 26 janvier 1923. *Bull. et Mémoires*, 1923. *Gazette hebd. des Sc. méd. de Bordeaux*, 1er avril 1923.

[2] Vaquez et Lecomte, Le passé, le présent et l'avenir des hypertendus. *Paris médical*, 2 juillet 1921.

Lian, Brocq, Le pronostic sphygmomanométrique de la grande hypertension artérielle permanente. *Presse médicale*, 17 septembre 1921. Voir également les chapitres consacrés à ce syndrome dans les classiques: Gallavardin, La pression artérielle en clinique, 1920. Castaigne et Esmein, Les maladies du cœur et des artères, t. II, Poinat, 1921. Vaquez, Lian, Heitz, Appareil circulatoire; *in Traité de pathologie de Sergent et les revues générales d'Albertin, Bosredon, Lutembacher, Morchot, in Bulletin médical*, 1922.

sphygmomanométriques (¹), correspond « à la pression que devrait avoir un régime constant artériel pour assurer dans un même temps un même écoulement de sang que le régime dont elle est l'équivalent »; cette

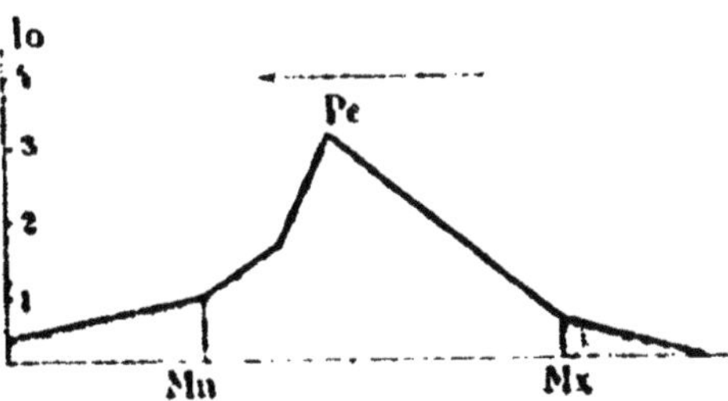

Fig. 1. — Courbe oscillométrique ou diagramme de l'amplitude des pulsations d'un segment de membre (poignet, bras) sous des compressions décroissantes. Mx-Mn.
Mx = pression maxima: entrée dans la zone croissante correspondant au changement net de pente de la courbe (Pachon).
Mn = pression minima: début d'une zone terminale et distincte d'oscillations à pente propre (Pachon et Fabre).
Pe = pression efficace (Pachon).

pression efficace oscille autour de 10-11 cm. Hg. (Pachon).

Enfin la différence entre la puissance et les résistances : *pression variable* Mx-Mn, oscille entre 8 et 10.

L'oscillomètre, qui en particulier permet seul la détermination de la pression efficace, fournit en outre au clinicien l'*Indice oscillométrique Io*, amplitude maximale des oscillations, dont l'importance indiquée par le Professeur Pachon dès le début de l'oscillométrie est considérable (²) et permet d'établir une courbe oscillométrique qui objective toutes ces données (³). Aussi

(¹) Pachon, Sur la détermination oscillométrique de la pression moyenne dynamique du sang dans les artères ou pression efficace artérielle. *C. R. Soc. de Biol.*, 14 mai 1921. Fabre, De la valeur comparée des méthodes palpatoires, auscultatoires, et de l'oscillométrie dans la détermination de la tension artérielle maxima chez l'homme. Thèse de Bordeaux 1920-21.

(²) Voir la thèse de J. Gasson, La valeur séméiologique de l'indice oscillométrique. Thèse de Bordeaux, juillet 1921.

(³) V. Pachon, Une orientation nouvelle de la sphygmomanométrie: la pression minima, étalon sphygmomanométrique. *Presse médicale.* 22 mars 1913.

Voir le numéro du *Journal médical français* consacré à l'oscillométrie (septembre 1919), revues de Pachon, Ballard, Jeanneney, Ballard.

bien sont-ce ces données qui ont servi de base à ce travail.

Variétés d'hypertendus. — Du temps où l'on employait le Potain on ne connaissait qu'un type d'hypertendus : ceux dont la Mx est augmentée ou *hypertendus systoliques;* on avait même sur cette donnée groupé des constatations : ainsi l'on avait remarqué qu'une tension supérieure à 26 se rencontre dans les états de sclérose artério-rénale, que des chiffres de 18 à 25 sont courants dans le diabète, l'emphysème, la pléthore, le cœur éréthique, certains accidents de la ménopause, etc. La notion de pression minima fit connaître les *hypertendus diastoliques,* et l'on peut appeler aujourd'hui hypertendus globaux ceux chez qui Mx, Mn, P.V. sont anormalement élevées.

De même, on peut, d'après le chiffre manométrique, classer les sujets en *petits, moyens* ou *grands hypertendus.*

Aussi bien, on sait que, quel que soit le type ou la grandeur de l'hypertension, celle-ci peut très bien être seulement un phénomène transitoire survenant à l'occasion d'une émotion, d'une douleur, d'un effort : *hypertension passagère,* — ou bien représenter un état constitutionnel auquel le malade est adapté, *hypertension d'habitude* sans signification morbide chez les pléthoriques (Martinet), ces derniers étant cependant menacés d'*hypertension pathologique* par lésions organiques artério-rénales.

Une analyse plus complète des signes de l'hypertension amènera à concevoir d'autres variétés symptomatiques. C'est en réalité la *minima* qui détient la clef du syndrome : « elle constitue la base rationnelle de classification des états d'hyper et d'hypotension..... Mx servant d'élément second pour établir les sous-groupes des états d'hypertension et d'hypotension établis initialement sur la base de la Mn » (Pachon). Mx s'adapte à la pression diastolique et règle son effort sur elle : ainsi la différence Mx — Mn (P.V.) qui représente cette effort sera-t-elle toujours considérable dans l'hypertension.

L'observation montre, en effet, que pour qu'il y ait *eusystolie* les variations de P.V., témoin de la puissance ventriculaire, doivent avoir lieu *dans le même sens que Mn et au delà* (¹). Si à une minima normale de 6 le cœur répond par une maxima de 14 (P.V. = 8), à une minima élevée 8, le cœur répondra par une maxima relativement plus haute, 20 (P.V. = 12). C'est ce que Gallavardin schématisait dans une courbe d'ensemble et ce que Lian exprimait en disant que le rapport systo-diastolique au lieu d'être $Mn = \frac{Mx}{2} + 1$, valeur normale, devenait dans ce cas : $Mn = \frac{Mx}{2} + 2$ (schémas et chiffres s'appliquent aux anciennes valeurs de Mn), autrement dit la formule d'un sujet normal étant Mn = Mx =, celle d'un hypertendu devient Mn +, Mx + + : une telle hypertension sera dite compensée.

Au contraire, si à une augmentation de Mn le cœur ne répond que par une augmentation légère de Mx : Mn + Mx = on aura un *hypertendu à peine compensé* en équilibre instable et si Mx ne s'élève pas devant une hypertension diastolique, cette hypertension sera *décompensée*, soit Mn + Mx =. Enfin la formule : Mn + Mx — correspondrait à un cœur forcé, *asystolique*.

Le chirurgien devra donc se renseigner non seulement sur la *Mx*, autrefois seule considérée, mais sur la *Mn*. Il établira ainsi quelques *variétés symptomatiques* d'hypertendus — petits ou grands, — systoliques ou diastoliques compensés ou décompensés, — toutes précisions qu'il sera utile d'avoir.

Enfin on aura des *variétés étiologiques* d'hypertendus en envisageant les causes de l'hypertension (²).

a) Ainsi l'augmentation de la masse sanguine qui intéresse surtout la pression minima *Mn* se rencontre chez les pléthoriques hypervisqueux ou hypovisqueux.

b) L'augmentation de la puissance cardiaque s'observe chez les hommes à cœurs éréthiques, peu ménagers de

(¹) Gévot et Jeanneney, Examen du système nerveux et de l'appareil circulatoire dans le choc traumatique. *Paris médical*, 1921.
(²) Voir Jeanneney, Applications chirurgicales de l'oscillométrie. *Arch. franco-belges de chir.*, février 1922.

leur travail, dont les puissants coups de piston élèvent la maxima Mx.

c) L'augmentation des résistances périphériques par phénomènes vaso-moteurs (angiospasmes de Martinet) ou par perte de la perméabilité artérielle généralisée (artério-sclérose) ou localisée (sclérose rénale), intéresse surtout *Mn*.

d) D'ordinaire toutes ces causes et d'autres encore (¹) se réunissent pour réaliser une hypertension globale avec Mn + Mx + P.V. ++.

Rappelons enfin que l'hypertendu oscille entre deux dangers : d'une part, l'augmentation de Mx, l'hyper-systolie, la compensation avec ses accrocs : *les ruptures vasculaires;* d'autre part, la défaillance de Mx devant l'effort trop considérable, la décompensation, l'asystolie, l'urémie.

Mode d'exploration sphygmomanométrique des hypertendus. — Castaigne et Esmein (²) rappellent ainsi les règles de cet examen :

a) La recherche de l'hypertension artérielle doit être faite dans la position couchée et de préférence à jeun.

b) Il est toujours utile, surtout lorsqu'on examine un malade pour la première fois, de pratiquer chez lui *plusieurs mensurations consécutives.*

c) Il est toujours indispensable de *répéter les mensurations à plusieurs jours d'intervalle* chez tout individu suspect d'hypertension.

d) Il est intéressant de comparer le niveau de la pression systolique dans diverses artères. Il existe, en effet, des hypertensions locales : « elles commandent des artério-scléroses de même siège, celles-ci se traduisent à leur tour par des troubles pathologiques toujours de même topographie. »

Lorsque le chirurgien sera en présence d'un grand hypertendu, lorsqu'il redoutera une décompensation, il

---

(¹) Tomson et Todd, Étude de la tension artérielle chez les vieillards. *The Lancet,* 19 août 1922.
(²) Castaigne et Esmein, Les maladies du cœur et des artères. *Le Livre du médecin,* Poinat édit., 1921, t. II.

devra s'astreindre à répéter son examen dans les conditions rigoureuses énoncées.

*
* *

Et maintenant, nous plaçant à un point de vue *pratique*, imaginons qu'au cours de l'examen d'un malade, venu à nous pour une affection chirurgicale quelconque, notre doigt, puis notre oscillomètre révèlent que nous sommes en présence d'un hypertendu. Quelles questions allons-nous nous poser ? par quelles étapes allons-nous conduire notre investigation ?

Nous devons, pour ne rien omettre, envisager successivement trois ordres de faits :

I. Rapports de l'affection chirurgicale avec l'hypertension constatée.

II. Conséquences pronostiques de cette hypertension.

III. Conduite thérapeutique imposée par cette constatation.

I. — RAPPORTS DE L'AFFECTION CHIRURGICALE AVEC L'HYPERTENSION CONSTATÉE

La pensée qui vient tout d'abord à l'esprit est la suivante :

1° L'affection serait-elle la cause de l'hypertension?

Des faits de ce genre existent :

On sait que lorsqu'on place sur l'aorte abdominale un garrot à la Monbourg il survient une hypertension qui, brusquement supprimée lorsqu'on cesse la compression, peut à ce moment déterminer des accidents. C'est pour cette raison que l'hypertension qui accompagne certaines *tumeurs abdominales* est intéressante. Nous avons vu, au moment du dégagement d'un gros fibrome pelvien chez une hypertendue, survenir une syncope brusque très grave. Pareils accidents dus à la décompression subite ne sont pas rares et on peut les observer dans les gros kystes et même dans des épanchements des grandes cavités séreuses.

Un barrage périphérique comparable existe dans les

lésions artérielles de la *claudication intermittente* et entraîne de l'hypertension. Chez de tels sujets le rapport entre l'indice de la radiale et l'indice de la tibiale que Heitz a vu être normalement de $\frac{3}{5}$ (*) est inversé : l'indice de la tibiale devient plus petit que l'indice de la radiale. Lorsque l'on fera cette constatation chez un hypertendu il faudra se garder de s'attaquer directement à l'hypertension : elle seule permet au sang de passer dans des vaisseaux devenus trop étroits : la supprimer, c'est supprimer l'irrigation du membre. Nous en avons eu récemment la confirmation clinique.

OBSERVATION I. — L....., soixante ans, entre à l'hôpital pour une gangrène du pied gauche. L'oscillomètre montre une abolition des oscillations remontant au delà du genou, du côté malade. Du côté sain les oscillations existent autour de 10, mais très faibles (Io = 1/2. La malade est hypertendue : Mx 20, Pe 11, Mn 7, Io 2; on met cette hypertension sur le compte de son système circulatoire scléreux (il s'agit d'une cuisinière éthylique, peut-être spécifique). Amputation de cuisse sous anesthésie à l'éther; opération simple, mais qui fatigue la malade puisqu'elle présente : Mx 13, Pe 9 1/2, Mn 4, Io 1. Malgré des tonicardiaques ces valeurs faiblissent encore. Dans la soirée la malade se plaint du membre opposé; dans la nuit des marbrures apparaissent; gangrène : délire, mort trois jours après. A l'autopsie, les artères sont nettement athéromateuses sur les deux fémorales jusqu'aux iliaques, et même à la bifurcation de l'aorte. En somme, chez cette malade la pression était *juste suffisante* pour assurer l'irrigation du membre droit : le choc opératoire en la faisant baisser a très probablement contribué à l'apparition de la gangrène. Dans ces cas, on peut vraiment appeler l'*hypertension* une *réaction de défense.*

La vaso-constriction est également hypertensive : nous la rencontrons dans un certain nombre d'affections chirurgicales qui la déclanchent par un mécanisme mal élucidé : réflexe ou endocrinien.

(*) Heitz, Fréquence des troubles de la perméabilité artérielle aux membres inférieurs chez les diabétiques. *Bull. et Mém. de la Soc. méd. des Hôp de Paris*, 1921, t. XLV, n° 16.

Tout d'abord dans les *phénomènes douloureux :* crises
du tabes, spasmes douloureux des artères des membres
(Cordier), coliques hépatiques et néphrétiques : on sait
que cette hypertension suraiguë peut s'accompagner de
phénomènes asystoliques. Mais, même après la douleur,
l'hypertension persiste : « L'action réflexe de douleurs
locales dans le domaine des splanchniques sensibilise le
sympathique et l'entretient en hypertonie » (Perrin et
Richard). Cette hypertension durable peut aussi être
attribuée au « terrain » sur lequel évoluent ces crises
douloureuses.

Le syndrome *compression cérébrale* est hypertensif :
Cushing, Lecène, Logre et Bouttier, Moutier l'ont prouvé
pour les plaies du crâne, de Martel et Vincent pour les
tumeurs intra-craniennes.

Dans les *traumatismes cranio-encéphaliques* l'hypertension d'origine endocrinienne [Roger [1]] prend une
telle importance qu'elle peut indiquer une saignée et
même entraîner la mort : celle-ci « est due non point
directement à la lésion nerveuse, mais à une suractivité
pathologique des surrénales. Cette hyperépinéphrie
entraîne une hypertension croissante, l'augmentation
plus marquée de la minima traduisant une vaso-constriction spécifique [2]. »

Observation II (Moutier). — O..., vingt-quatre ans. Enfonce-
ment de l'orbite, fracture irradiée du frontal et du pariétal,
nombreuses esquilles, issue de matière cérébrale par la voûte
orbitaire. Epistaxis, coma. Débridement, extraction de nombreuses esquilles.

Quinze heures après le trauma, pouls bondissant, gazouille-
ment bronchique.

Seize heures, début d'hypersécrétion bronchique qui croît
brusquement à la dix-septième heure : énorme écoulement de

[1] Roger, Influence des compressions et des embolies cérébrales
sur la pression sanguine. *Arch. de méd. expérim. et d'anat. path.,*
t. XXVII, août 1917.

[2] Moutier, Hypertension et mort par œdème aigu du poumon
chez des blessés cranio-encéphaliques. Relation de ces faits aux
recherches récentes sur les fonctions surrénales. *Presse médicale,*
février 1918.

liquide fluide, brunâtre, tachant le linge. A l'auscultation, silençe des bases, râles sous-crépitants ailleurs. Tachycardie, mydriase. Cyanose. Le blessé meurt asphyxié, le pouls demeurant vibrant et tendu jusqu'à la mort.

Une saignée de 250 grammes fut pratiquée une demi-heure avant la fin.

	Pulsations	Mx	Mn	Io	Respiration
15ᵉ heure	74	15	9,5	4	18
16ᵉ heure	80	17	10	6	35
17ᵉ heure	90	19	11	6	40
18ᵉ heure	100	18	11,5	5,5	50
19ᵉ heure après la saignée	94	16	12	4	50
20ᵉ heure (quelques minutes avant la mort)	98	15	11	3,5	30

En somme, on observe dans ces cas une augmentation de Mx, mais surtout de Mn et par conséquent une diminution de P.V. Et ce fait prouve « que les variations enregistrées sont liées moins à une modification du travail du cœur qu'à une modification du régime vasculaire... une vaso-constriction ». Il en découle une conséquence pratique: ces sujets étant des hyperépinéphriques il faut s'abstenir de leur administrer de l'*adrénaline*.

Il serait intéressant de trouver dans l'oscillométrie un moyen de différencier les syndromes de compression (hypertension) de ceux de commotion (instabilité vasculaire) et de contusion (diminution de P.V. et de Io). Mais on a sur ces points de trop vagues renseignements pour oser donner des précisions.

Dans les *tumeurs intra-craniennes* où la compression est plus lente, l'hypertension existe également, et peut-être même, par l'effort qu'elle impose au myocarde, n'est-elle pas étrangère aux accidents de choc, observés au cours des interventions pour tumeur du cerveau et si fréquents que de Martel conseille dans ces cas l'opération en deux temps. L'hypertension n'atteint cependant jamais, dans ces cas, le taux qu'elle a ailleurs, chez les brightiques par exemple. Aussi peut-on s'aider de la tension dans le *diagnostic* de la céphalée des néoplasiques cérébraux et de la céphalée des brightiques: il y a chez ces derniers hypertension énorme et rétention chlorurée (¹).

C'est à des troubles endocriniens qu'il faut rattacher l'hypertension de la *ménopause chirurgicale*. Nous avons signalé l'hypertension avec indice instable, tantôt faible tantôt fort (bouffées de chaleur), objectivant les troubles vaso-moteurs de ces malades en partie maîtrisés par l'opothérapie. L'élévation de la pression est surtout appréciable chez les hémorragiques (fibrome) chez qui l'opération est en même temps mutilante et hémostatique. Les recherches de Heitz (²) lui ont montré que l'hypertension des fibromateuses est d'autant plus nette que les hémorragies ont été plus rapidement arrêtées médicalement ou chirurgicalement. L'action plus lentement hémostatique de la radiothérapie laisse après elle moins d'hypertension que la suppression brusque opératoire. Aussi devra-t-on surveiller attentivement l'appareil circulatoire de ces femmes. Ces hypertensions bénéficient souvent d'une opothérapie pluri-glandulaire.

D'autres maladies des glandes endocrines sont susceptibles d'entraîner l'hypertension. Ainsi, certains auteurs rattachent à des troubles de sécrétion interne et non à des phénomènes d'insuffisance rénale l'hypertension des *prostatiques*. De même on a signalé l'hypertension comme un signe de dysthyroïdie de *la maladie de Basedow*.

Il est des affections chirurgicales qui déterminent une *hypertension systolique* par augmentation de la puissance cardiaque, *l'anévrisme artério-veineux* en est le plus bel exemple. Dans ce cas, la communication artério-veineuse crée sur le courant circulatoire un court-circuit et pour assurer la circulation le cœur, comme dans l'insuffisance aortique, est obligé de fournir un grand effort. « Pour arriver à faire passer dans le segment artériel sous-jacent à la fuite la quantité de sang

---

(¹) De Martel et Vincent, Diagnostic et traitement des syndromes d'hypertension intra-cranienne. *Journ. méd. français*, 15 mai 1911. *Bull. et Mém. Soc. de chir.*, août 1918.
(²) Heitz, Hypertension artérielle et fibromes. *Bull. de l'Académie de méd*, 18 avril 1922.

à peu près nécessaire à la nutrition des tissus, le cœur
est obligé d'augmenter d'abord sa force, puis le nombre
de ses systoles » [Grégoire (¹)]. Ainsi le malade de Caza-
mian a Mx 22, Mn 8, celui de Rocher Mx 24, Mn 12;
celui de Cunéo Mx 15, Mn 9; celui de Grégoire Mx 17,
Mn 9. « Ce travail intensif auquel se trouve soumis le
cœur finit un jour par le fatiguer ». Le ventricule gauche s'hypertrophie, mais il s'épuise : l'hyposystolie et
l'asystolie qui surviennent alors sont liées à l'anévrisme et Gallavardin y a insisté : cette *asystolie constitue
une indication opératoire*; on ne peut la guérir qu'en
supprimant l'anévrisme. En voici un exemple.

OBSERVATION III (GRÉGOIRE). *Anévrisme artério-veineux de la
fémorale gauche. Asystolie. Traitement de l'anévrisme. Guéri-
son de l'asystolie.* — Un homme jeune, vingt-sept ans, blessé
en 1914 par un shrapnell qui détermine un anévrisme artério-
veineux de la fémorale, présente en 1919 des phénomènes de
défaillance cardiaque qui croissent progressivement. En 1920
il est confiné au lit : l'asystolie est complète : cyanose, œdème
des membres inférieurs, foie énorme, dyspnée intense, urines
rares, pouls à 80. L'état est très grave. L'anévrisme est opéré
et les phénomènes d'asystolie disparaissent en vingt-quatre
heures.

Pour terminer, rappelons que certaines *infections chirurgicales* entraînent une *insuffisance rénale* progres-
sive susceptible d'entraîner de l'hypertension. Mais souvent, comme il s'agit de sujets plus ou moins cachectisés
donc hypotendus, l'hypertension dernière venue se trouve
déguisée [Tauzin (²)] et il faut savoir interpréter avec
l'aide de la clinique un chiffre de tension en apparence
normale (Gallavardin).

En résumé, une affection chirurgicale — tumeur, artérite chronique, compression cérébrale, fibrome utérin,
anévrisme artério-veineux — peut par des mécanismes

(¹) GRÉGOIRE, LIAN et R. BROCA, L'asystolie provoquée par les anévrismes artério-veineux et son traitement chirurgical. *Bull. et
Mém. Soc. de chir.*, 5 avril 1922.
(²) TAUZIN. Hypotension et oscillométrie en chirurgie. Thèse de
Bordeaux 1920-21.

variés déterminer une hypertension qui, loin de constituer une contre-indication opératoire, impose parfois l'intervention. Ailleurs, elle peut être la source de complications. Il importe d'en être prévenu ; il sera donc toujours utile d'explorer la tension artérielle du malade.

2° L'hypertension serait-elle la cause de l'affection ? — L'hypertension peut revêtir un masque chirurgical. De tous les syndromes liés plus ou moins directement à l'hypertension nous ne retiendrons que deux groupes : un *syndrome hémorragique*, un *syndrome urinaire*.

A) L'hémorragie est, en effet, un accident de l'hypertension : elle y joue même parfois un rôle utile. Cependant, elle préoccupe le malade et peut être la cause d'erreurs de diagnostic. Ainsi le chirurgien saura dépister l'origine de ces épistaxis qui se répètent au point de laisser après eux un état d'anévrisme et d'anxiété inquiétants (Gallavardin). Dans ce même domaine nous n'insisterons pas sur ces points qui relèvent du spécialiste et que Canuyt a envisagés dans une excellente revue générale.

Par contre, il faut connaître les *hémorragies gingivales* qui, chez des sujets encore jeunes, font redouter l'hémophilie.

Les *hématémèses* sont abondantes et violentes comme celles de l'ulcère. Mais l'âge des malades, l'absence de douleurs les feraient attribuer à un cancer. Et l'on serait d'autant plus enclin à ce diagnostic qu'il existe une *cachexie azotémique* sur laquelle Surmont et Dehon ont attiré l'attention : « On peut voir, après une phase de latence plus ou moins longue, les malades s'amaigrir, pâlir. Ils présentent des troubles digestifs... qui rappellent le début d'une évolution néoplasique et qui dépendent souvent d'un certain degré d'azotémie » (Heitz).

Notons que l'hémorragie abaisse à peine la tension : il y a là une variété d'hypotendus déguisés dont Tauzin a rapporté une observation.

OBSERVATION IV (Tauzin). — D..., soixante-neuf ans, abondante hématémèse, le diagnostic d'ulcère stomacal est porté.

L'aspect clinique du malade — grand hémorragique — était

alarmant. Mais les valeurs oscillométriques, contrairement à ce qu'on attendait, ne concordaient pas avec cet état.

$Mx = 10,5 — Mn = 8,5 — Io = 1.$

Le sujet était évidemment en vaso-constriction. En effet, au cours des jours suivants, le relâchement des vaso-constricteurs s'étant produit, on voit, malgré l'injection quotidienne de sérum, la Mn baisser dans une première phase, alors que Io s'élève.

Pourtant, il y avait une autre raison de cette discordance, que la suite des faits révéla ultérieurement. Car le 5 mars, on s'apercevait que le malade faisait de la polyurie. L'esprit mis ainsi en éveil, l'examen clinique et l'interrogatoire, dirigés dans ce sens, révélaient que le malade était un ancien albuminurique, et faisaient porter le diagnostic de mal de Bright. Le premier jour il y avait donc hypotension déguisée. Du reste, toutes les recherches, radiologiques et autres, en vue de confirmer le diagnostic d'ulcus, étaient restées négatives. Les jours suivants, tandis que Mn augmentait Mx s'éleva parallèlement pour faire face à l'effort. Le malade quitta le service en bon état, mais il y revint quelques mois plus tard pour une nouvelle hématémèse et fut alors transféré en médecine.

Chez la femme, la *métrorragie* signe parfois l'hypertension : elle simule alors le fibrome sous-muqueux et certaines métrites hémorragiques « sine materia » : une recherche oscillométrique évitera à ces malades une intervention inutile. Dans les hémorragies répétées de la femme enceinte (¹) l'examen de la tension dira, avec l'analyse d'urine, s'il s'agit de placenta prævia ou d'insuffisance rénale avec hypertension (Wallich).

Parfois, c'est le rein qui saigne : et ces *hématuries* prêtent à confusion avec celles du cancer, de la tuberculose ou du calcul. Marion a bien décrit cette hémorragie de la *néphrite hématurique* qui souvent « survient sans cause et disparaît de même... qui est en général abondante et persistante, durant plusieurs semaines et

(¹) Voir les travaux de Ballad.

même plusieurs années sans interruption ou bien avec des interruptions de courte durée ». Dans ces cas les gros signes de néphrite chronique font défaut, et l'on doit s'attacher à en découvrir les indices [Castaigne (¹)] si l'on veut en faire le diagnostic.

Enfin l'hémorragie peut être interne : l'hypertension, le mauvais état des artères favorisent les anévrismes et les *ruptures artérielles* dites spontanées.

OBSERVATION V (Gicrot et Jeasssri) (²). — Campagnard jeune, vingt-cinq ans, entré le 10 mai 1922 avec un gros mollet douloureux. Cet homme a eu une enfance maladive : diphtérie, rougeole, entérite, scarlatine se sont succédé jusqu'à l'âge de treize ans. Depuis, sa santé a été bonne. Il a un fils bien portant. Sa femme n'a pas eu de fausse couche. Père bien portant ; mère quarante-huit ans, albuminurique. Pas de syphilis, pas d'alcoolisme, fumeur modéré. En mars 1922, grippe légère. Le 8 avril 1922, vers seize heures, comme il travaillait une crampe endolorit son mollet gauche ; il poursuivit son travail jusqu'au soir, mais dut s'arrêter toute la semaine qui suivit, sans cependant s'aliter. Brusquement, le 16 avril, sans raison, il ressentit un violent « coup de fouet », le mollet augmenta peu à peu de volume, devint douloureux, et la douleur gagnant le pied il se décida à appeler son médecin, le 9 mai, celui-ci l'envoya d'urgence à l'hôpital.

Le malade, examiné le 11 mai, a une température de 37,4 qui, par la suite, se maintient toujours au-dessus de 37° : le facies est fatigué, le mollet est globuleux, tendu, luisant jusqu'au tiers inférieur de la jambe ; légère circulation veineuse collatérale, à jour frisant on note de petits *battements* de tout le mollet. La palpation montre que ce « gros mollet » est chaud, rénitent, régulier, douloureux. Il mesure 40 centimètres de circonférence contre 30 du côté sain. Pas de souffle à l'auscultation. On sent battre la pédieuse. Il existe un très léger œdème malléolaire ; la cuisse est légèrement atrophiée. Il y a quelques ganglions inguinaux. La compression de la fémorale fait disparaître les battements et le mollet diminue

(¹) Castaigne, Les néphrites hématuriques. *Consult. méd. françaises*, n° 60). Poinat, 1913.

(²) Gicrot et Jeasssri, Hématome anévrismal diffus spontané du tronc tibio-péronier. Données oscillométriques. *Bull. et Mém. Soc. de chir.*, 15 novembre 1922.

très légèrement. Si l'on cesse la compression le mollet semble grossir peu à peu, tandis que les battements reparaissent.

L'examen de l'appareil circulatoire révèle un gros cœur, une insuffisance aortique et une grosse aorte que vérifie l'examen radioscopique (Debédat-Labeau). Les temporales, les radiales sont dures ; on trouve au Pachon : maxima 17, minima 6 ; indice oscillométrique, 4.

En somme, ce qu'il faut retenir de cet examen général, c'est *l'insuffisance aortique*, l'hypertension et l'état morbide du système artériel.

L'examen local, confirmé par l'examen de laboratoire (Fabre) et par l'intervention, conduit au diagnostic *d'anévrisme diffus par rupture artérielle*.

Au point de vue diagnostic étiologique, il faut, à notre avis, retenir chez ce sujet jeune, en l'absence de syphilis acquise (¹), son passé morbide assez chargé (scarlatine), cause de son mauvais état vasculaire, et son insuffisance aortique ; dans cette affection tout s'associe pour favoriser les ruptures artérielles : les lésions préalables des vaisseaux d'une part, et, d'autre part, les brusques sautes de pression auxquelles sont soumises ces artères friables passant d'une maxima considérable à une minima insignifiante.

B) En dehors des cas où elle déclanche l'hématurie (Vaquez), l'hypertension, d'ailleurs liée à une néphrite plus ou moins nette, peut simuler quelques *syndromes urinaires*. Ainsi l'existence d'une *polyurie nocturne* (une ou deux mictions pendant la seconde partie de la nuit) « est un signe de grande valeur : très précoce, il peut précéder l'apparition de tous les autres symptômes d'insuffisance rénale et sa constatation permettra déjà à elle seule de soupçonner l'existence de l'hypertension »(Heitz).

D'autres malades, souffrant de *néphralgies*, de douleurs lombaires très vives (Marsan) seraient confondus avec des lithiasiques s'ils ne présentaient au milieu d'une symptomatologie assez imprécise (Pousson) une hypertension qui fait porter le diagnostic de *néphrite chronique douloureuse*.

(¹) C'est une artérite juvénile. Cf. Heitz. Appareil circulatoire ; *in* *Traité de médecine* de Sergent. 1922.

C) Dans d'autres cas enfin, un signe dû à l'hypertension peut exceptionnellement conduire un malade au chirurgien. Ainsi on a signalé des *crises gastriques* analogues à celles du tabes et des *syndromes péritonéaux* avec coliques, vomissements et constipation, qu'en l'absence d'autres causes on doit attribuer à l'hypertension.

De même, les *céphalées* des hypertendus doivent grâce à leurs caractères (matinales, nuchales, vertigeuses) être isolées. Enfin il n'est pas jusqu'à certaines *crises épileptiformes* (¹) que l'on ne rattache à l'hypertension. Nous ne voudrions pas terminer cette énumération sans rappeler que l'hypertension est un élément du « terrain », de la *diathèse*, où évolueront de préférence certaines affections ainsi liées, indirectement il est vrai, à l'hypertension. Ces malades arthritiques, emphysémateux, diabétiques, offrent un terrain favorable aux lithiases, aux complications septiques des plaies, au cancer (hérédité indirecte, Delbet), aux raideurs et aux ankyloses après immobilisation prolongée, aux varices (Mougeot), aux hémorroïdes, etc.

3° L'affection est indépendante de l'hypertension. — La recherche de la tension artérielle devrait être systématique chez tout homme (Janeway) après quarante-cinq ans : on éviterait ainsi quelques ennuis.

La constatation de l'hypertension doit faire avant tout penser à la *néphrite chronique*. Et même, si on n'en trouve pas d'autres signes nets, il faudra chercher dans le passé du malade s'il n'y a eu aucune affection néphrotoxique, scarlatine, typhoïde, grossesse, saturnisme, alcoolisme, et au besoin le soumettre aux épreuves ultra-sensibles qui permettent de dépister ces lésions. Il faut savoir, en effet, que l'albuminurie est loin d'être toujours proportionnelle aux lésions rénales. Vaquez et Nobécourt, Chirie ont depuis longtemps constaté, par exemple, que les crises d'éclampsie étaient liées plus à

(¹) On constate de l'hypertension au moment de la crise et immédiatement après, alors que dans l'éclampsie l'hypertension est constante (Laurat et Barcocat).

une élévation de la tension qu'à une augmentation de l'albuminurie.

Si l'on ne trouve pas de signes de néphrite, il faudra penser à deux affections : le diabète, la syphilis. L'hypertension du *diabète*, connue de Potain, est peut-être liée à une hyperactivité des surrénales, au moins dans certains cas (Léon Blum). Il faudra donc chez l'hypertendu diabétique rechercher l'hypersympathicotonie qui peut avoir son importance au point de vue chirurgical (¹).

Castaigne a trouvé que 60 °/₀ des hypertendus étaient *syphilitiques* et Heitz estime que beaucoup de ces malades chez qui le Wassermann est négatif sont des hérédo-syphilitiques. La constatation d'une hypertension chez un jeune atteint d'hydarthrose présente donc parfois un intérêt diagnostique. Souvent enfin, il s'agit simplement de pléthoriques ou bien de sujets à *cœur éréthique*, d'émotifs, d'instables sphygmomanométriques (Marti-net): il faudra alors rechercher les autres troubles de la réflectivité de ces individus avant de leur donner certains anesthésiques.

Parfois on ne trouvera à l'hypertension aucune cause apparente, ni lésion vasculaire, ni lésion rénale, ni gros cœur, ni pléthore. On admettra alors cette hypertension constitutionnelle « primitive », sur laquelle Vaquez a attiré l'attention. Mais, le plus souvent, l'hypertension doit préoccuper; il vaut mieux l'envisager toujours comme le signe avant-coureur de lésions que l'opération ou l'anesthésie risquent d'aggraver; il faut donc en tenir compte. Gallavardin l'a bien dit : « Le sujet est comparable à un individu qui, au lieu d'un cœur normal, posséderait un gros moteur. Toutes les fonctions s'accomplissent avec la même souplesse, avec la même régularité; l'aspect extérieur est florissant. Il faut la curiosité médicale et l'investigation sphygmomanométrique pour découvrir que déjà le fruit est piqué, que ce gros moteur n'est là que *pour dissimuler la tare*

(¹) Guyot et Jeanneau, Le réflexe oculo-cardiaque en chirurgie, *Journ. de méd. de Bordeaux*, octobre 1921.

secrète qui, dans l'intimité des tissus ou des appareils sécréteurs, poursuit sans cesse son travail souterrain. On comprend que ces sujets, malgré leurs lésions rénales, puissent, pendant longtemps, n'éprouver aucun symptôme fonctionnel et même pas d'essoufflement. »

II. — CONSÉQUENCES PRONOSTIQUES DE L'HYPERTENSION

L'hypertension primitive peut guérir spontanément ou avec des soins, de même l'hypertension symptomatique d'une affection chirurgicale cède à l'intervention, à une opothérapie bien conduite, etc.

Le plus souvent cependant, elle entraîne quelque réserve dans le pronostic : c'est que vraiment « l'hypertendu a l'âge de sa tension »; il vit entre deux dangers : les *ruptures vasculaires* d'une part, avec leurs accidents pouvant aller même chez les jeunes jusqu'à la mort subite, et d'autre part, les *crises de surtension* avec défaillance cardiaque et mort par asystolie ou urémie. Bien plus, l'hypertendu se défend souvent mal contre les maladies intercurrentes, et il offre un terrain favorable aux complications cardio-vasculaires de ces maladies : « Les endocardites infectieuses ne sont pas rares au cours de l'hypertension... » et dans les infections générales on observe chez eux des formes « surtout redoutables par la ténacité de l'état infectieux, par des *accidents emboliques* ou des phénomènes de thrombostase ». Nous connaissons deux cas de *mort post-opératoire*, l'un par hémorragie cérébrale au quatrième jour, l'autre par embolie au huitième, tous deux survenus chez des hypertendus.

Pour ces complications et surtout pour l'état cardio-artério-rénal morbide qu'elle trahit, l'hypertension devra tempérer notre optimisme. Aussi bien, on cherchera à distinguer parmi les hypertensions morbides celles qui sont graves, et les autres.

Des notions pathogéniques peuvent à ce point de vue

rendre quelque service : l'hypertension par fonctionne-
ment exagéré du système chromaffine (hypophyse, surrénale) ou par insuffisance glandulaire (ovaire) est relativement bénigne. Celle qui marque une insuffisance
rénale (Ambard) est grave : tout travail supplémentaire
imposé au rein risquant d'entraîner la rétention toxi-
que, l'urémie et l'asystolie (Josué et Parturier) ; de même
tout effort nouveau demandé à un cœur déjà surmené
en entraînera la défaillance. On peut donc, selon les cas
envisager de façon différente le pronostic.

Les *renseignements sphygmomanométriques* seront
surtout considérés selon la *P. V.* ; il faut que l'écart
entre Mn et Mx soit suffisant (Gallavardin, Josué, Heitz,
Lian, Martinet, Renault). Ainsi, on pourra suivre sur
des courbes la chute de Mx (mauvais pronostic) ou de
Mn (bon pronostic).

Mais la seule constatation du *chiffre de la tension
artérielle* est un élément insuffisant : tels malades vivant
des années avec une hypertension considérable alors
que d'autres sont rapidement enlevés. De même une
chute de tension n'est pas toujours d'un heureux pronostic, elle peut traduire une défaillance cardiaque ou
indiquer l'évolution sournoise d'une affection nouvelle
hypotensive : cancer, tuberculose (Gallavardin).

Il faudra donc ici comme ailleurs ne pas se contenter
des seules données d'un appareil et se souvenir de cette
phrase de Roger, si vraie : « L'apparente certitude des
procédés nouveaux justifie notre paresse et nous détourne
de plus en plus de l'examen purement clinique. Je n'ai
jamais cessé de réagir contre cette tendance fâcheuse.
Même quand leur valeur est indéniable, les résultats
fournis par les analyses scientifiques doivent être dis-
cutés ; ce sont des signes qui s'ajoutent aux autres signes ;
tous se complètent mutuellement, aucun ne peut sup-
planter les autres. »

Les *éléments cliniques* du pronostic ont donc une
grande importance ; il y a des formes bénignes : « bouffées d'hypertension » de Vaquez, hypertension passagère, hypertension traînante et des formes plus graves,

permanentes ou aiguës (Heitz). Dans ces derniers cas il faudra savoir trouver dans l'arythmie le pouls alternant (Gallavardin) des symptômes de fâcheux augure. On comprendra, sans que nous ayons besoin d'insister, l'intérêt qu'il y a pour le chirurgien à conduire ces malades à un médecin avant de prendre une décision opératoire. Car, si le pronostic reste encore bénin pour un sujet vivant sans fatigue et sans maladie, l'intervention, si bénigne soit-elle, risque souvent de modifier cet équilibre instable et ne devra être exécutée qu'après une rigoureuse préparation.

III. — CONDUITE THÉRAPEUTIQUE IMPOSÉE PAR L'HYPERTENSION

1° L'hypertension, sauf quand elle est élevée et suraiguë, ne constitue pas en soi une **contre-indication opératoire**. Rappelons cependant que Miller admet que si le rapport $\frac{P.V.}{X_n}$ normalement voisin de $\frac{1 \text{ à } 5}{10}$ dépasse $\frac{7}{10}$ il est dangereux d'intervenir. Cette affirmation nous paraît avoir l'absolu condamnable des formules mathématiques en médecine : elle peut seulement s'ajouter à des raisons cliniques d'hésitation. Il faut, en tout cas, se souvenir des *risques opératoires chez les hypertendus* et prévenir chez eux l'asystolie, l'urémie, l'insuffisance surrénale suraiguë.

Nous avons vu même que l'hypertension devenait dans certains cas une *indication opératoire* : il en est ainsi dans quelques anévrismes et dans quelques affections rénales. « L'hypertension est avec l'hypertrophie vraie du cœur, de toutes les manifestations du côté de l'appareil cardio-vasculaire, celle qui indique le plus souvent l'intervention chirurgicale dans les crises aiguës du mal de Bright.

Les diverses opérations sur le rein, et plus particulièrement la néphrotomie, sont en effet les plus propres à abaisser la tension artérielle » [Pousson (¹)]. L'abaissement de la pression artérielle réalisé par ces opérations — décapsulation (Edebohls), néphrotomie (Pousson) et peut-être un jour énervation (Legueu) — a d'heureuses conséquences sur les complications du brightisme, à telles enseignes qu'Edebohls a pu écrire avec quelque emphase : « Si étrange que cela puisse paraître nous guérissons les maladies du cœur par une opération sur les reins ». Après l'opération, Claude et Duval ont montré que « l'abaissement de la pression artérielle est l'indice d'une diminution dans le travail du cœur, et comme le taux des urines ne baisse nullement, il faut bien admettre que l'opération a facilité la diurèse tout en soulageant le cœur » (²).

2° Choix d'un anesthésique. — Dans le choix de l'anesthésique l'étude oscillométrique ne joue qu'un rôle secondaire. Il faut le reconnaître, c'est bien plus sur notre expérience clinique et parfois nos habitudes que nous nous basons pour cette décision. De plus, l'action des anesthésiques, sur la tension artérielle de l'homme est difficile à connaître exactement. Ces réserves faites, on peut dire que la constatation d'une *tension artérielle élevée* traduisant souvent des lésions rénales ou hépatiques, il faudra rejeter chez de tels malades les anesthésiques toxiques pour le rein ou le foie (chloroforme). Il faudra rejeter également les hypertenseurs, comme le protoxyde d'azote et le chlorure d'éthyle. Restent l'éther qui pourra être toléré, la rachianesthésie qui donne de bons résultats même chez les vieux urinaires (³) et l'anesthésie régionale ou locale comme Legueu en a fixé la technique pour la prostatectomie.

3° Préparation à l'intervention. — L'hypertension étant dans quelques cas une réaction de défense, *y a-t-il intérêt à abaisser la tension artérielle du malade qu'on doit*

(¹) Pousson, Chirurgie des néphrites. Doin, Paris 1902.
(²) Claude et Duval, Les effets immédiats de la décapsulation du rein dans les néphrites. *Soc. méd. des hôp.*, 10 février 1905.
(³) Duracer, La rachianesthésie. Statistique de 1.500 cas. *Gazette hebd. des Sc. méd. de Bordeaux*, 1920.

opérer ? C'est là une question d'espèce : on doit avant tout faire un traitement étiologique de l'hypertension, et dans cet ordre d'idées on se trouvera toujours bien d'un régime hypotoxique et hypoazoté, d'une cure de repos et d'une cure de diurèse. Cependant il ne faut pas que ces malades aillent à l'opération déprimés. Les Américains ordonnent souvent, la veille de l'opération et les trois jours qui la suivent, d'absorber 150 grammes de glucose, 6 grammes de teinture de cannelle et 5 centigrammes de teinture de noix vomique ; on pourra utiliser ce traitement chez les hypertendus asthéniques. Le chirurgien doit, d'autre part, se rappeler qu'une « impression légère qui provoque quelques palpitations chez un homme sain, pourra chez un myocardique ou un insuffisant aortique entraîner une syncope mortelle (Roger). On se préoccupera donc des affections cardio-vasculaires et des réactions neuro-vasculaires des malades, les sphygmolabiles exposés à des crises de surtension devant être particulièrement préparés.

On se trouvera bien de *surveiller l'anesthésie* de ces malades : l'oscillomètre en donnant l'indice est un bon moyen de contrôle des réactions cardiaques et vaso-motrices.

Enfin, pour les raisons plus haut indiquées, les *soins post-opératoires* des hypertendus doivent être attentifs : on se souviendra des accidents cardiaques, de l'infection, des hémorragies, des embolies qui les menacent.

4° Traitement de l'hypertension. — C'est d'accord avec le médecin que sera instituée la thérapeutique : elle lèvera *progressivement* les obstacles : la brusquerie dans la thérapeutique cardio-vasculaire étant parfois intempestive. Les hypertendus évoluent autour de certaines pressions ; au-dessus apparaissent les hémorragies ; au-dessous l'hyposystolie peut exister, lorsque Mx seule est abaissée par le traitement. Les résistances périphériques seront donc ouvertes par un régime hypotoxique (lait), par la physiothérapie (hydrothérapie chaude ou froide, massage léger, exercices d'amaigrissement, repos, irradiation des surrénales) et par un traitement opothérapique.

Les iodures, le mercure, le gui, la trinitrine, les nitrites, le benzoate de benzyle, la digitale (qui abaisse Mn et élève Mx) seront administrés selon les indications sphygmomanométriques.

Parfois on se trouvera bien de petites saignées.

Une cure hydrominérale (Royat, Saint-Nectaire, Vittel) viendra compléter cette thérapeutique.

Le chirurgien n'interviendra pas dans une affection hémorragique sans avoir contrôlé la tension artérielle de son malade et sans s'être assuré qu'il ne s'agit pas d'hémorragie de compensation extra-physiologique. Un tamponnement peut être inopportun, une cure d'hémorroïdes expose à une récidive si le traitement médical (émétine, opothérapie) ne vient s'associer à l'opération et la compléter à distance.

.·.

On le voit, la notion d'hypertension a un champ d'application chirurgical. Sans doute, on néglige souvent cet élément ; mais sa recherche est si simple (surtout aujourd'hui où l'oscillomètre est un instrument devenu familier au chirurgien) et la conduite qu'il impose peut être si différente, selon les cas, que nous aurions tort de le délaisser. Enfin, notre but doit être de toujours chercher à mieux faire : et l'on fait mieux chaque fois qu'on se donne et qu'on donne à son malade une garantie supplémentaire.

IMPRIMERIE MODERNE, 2, RUE PAUL-BERT. — BORDEAUX.